CÁNCER DE COLON Y RECTO

CÁNCER DE COLON Y RECTO

Equipo editorial:

Karin Kopitowski

José Lastiri

Esteban Rubinstein

Carlos Vaccaro

Emilio Varela

María Alicia Verzura

Colección: **PROBLEMAS FRECUENTES**

Director: **Esteban Rubinstein**

Editora asociada: **Paula Carrete**

delhospital ediciones

Cáncer de colon y recto / Karin Kopitowski ... [et al.] ; dirigido por Esteban Rubinstein ; editado por Paula Carrete. - 1a ed. ilustrada. - Ciudad Autónoma de Buenos Aires : delhospital ediciones, 2016.
104 p. ; 20 x 14 cm. - (Problemas frecuentes , 11)

ISBN 978-987-1639-46-5

1. Cáncer. 2. Cirugía de Colon. I. Kopitowski, Karin II. Rubinstein, Esteban, dir. III. Carrete, Paula, ed.
CDD 616.994

Diseño gráfico e ilustraciones: Renato Tarditti
IMPRESO EN ARGENTINA
ISBN: 978-987-1639-46-5

Impreso en Buenos Aires - Argentina
Fecha de impresión: enero de 2016
Tirada: 1000
Impreso en Artes Gráficas Neiga SRL. Río Cuarto 2450, Ciudad Autónoma de Buenos Aires, Argentina

delhospital ediciones
Perón 4190, 1er piso, escalera J.
CABA (C1181 ACH)
Tel: (005411) 4959-0200 interno 2997
Web: www.hospitalitaliano.org.ar/educacion/editorial
Mail: delhospital.ediciones@hospitalitaliano.org.ar

Índice

EQUIPO EDITORIAL

Karin Kopitowski: Médica de familia. Jefa del Servicio de Medicina Familiar y Comunitaria del Hospital Italiano de Buenos Aires. Profesora titular del Departamento de Medicina del Instituto Universitario del Hospital Italiano de Buenos Aires.

José Lastiri: Subdirector de la carrera de Especialista en Oncología Clínica de la Universidad de Buenos Aires. Jefe de la Sección de Oncología del Servicio de Clínica Médica del Hospital Italiano de Buenos Aires.

Esteban Rubinstein: Médico de familia del Servicio de Medicina Familiar y Comunitaria del Hospital Italiano de Buenos Aires.

Carlos Vaccaro: Doctor en Medicina. Director de la carrera de Especialista en Coloprocotología y del Programa de Cáncer Hereditario. Cirujano Coloproctólogo. Sub-Jefe del Sector Coloproctología del Servicio de Cirugía del Hospital Italiano de Buenos Aires.

Emilio Varela: Jefe Honorario del Servicio de Gastroenterología del Hospital Italiano de Buenos Aires. Maestro Argentino de Gastroenterología.

María Alicia Verzura: Médica de la Sección Oncología del Servicio de Clínica Médica del Hospital Italiano de Buenos Aires.

CONOCER EL PROBLEMA

Generalidades

El intestino es una parte del sistema digestivo que tiene forma de tubo largo. Se extiende desde el estómago hasta el ano y se encuentra ubicado dentro del abdomen, plegado en varias vueltas. En el intestino es posible distinguir una primera parte, llamada intestino delgado (incluye el duodeno, el yeyuno y el íleon) y una segunda parte, que es el **intestino grueso** (está compuesta por el **colon** y el **recto**). En el intestino se completa la digestión de los alimentos, se absorben el agua y los nutrientes y se forma la materia fecal.

Este libro tiene por objeto dar a conocer qué es el cáncer de colon y de recto, cómo puede detectarse precozmente y en qué consiste el tratamiento. Como el colon y el recto comparten numerosas características, los médicos solemos utilizar el término "cáncer colorrectal" para referirnos a esta enfermedad. Como el lector podrá observar si llegara a leer este libro desde el principio al final, podríamos decir que existen dos mundos distintos: el de la enfermedad cáncer colorrectal y el de la detección precoz del cáncer colorrectal. En el primero hablaremos de síntomas, cirugía y quimioterapia y en el segundo hablaremos de rastreo en personas que se sienten sanas, falsos positivos y sobrediagnóstico. Por el momento ambos mundos siguen teniendo un denominador común: la palabra "cáncer colorrectal" y, por eso este libro se llama así, pero los autores pensamos que son mundos bastante diferentes uno del otro ya que en el primero se trata de personas enfermas y en el segundo de personas sanas.

El cáncer colorrectal es un tumor maligno que crece en algún sector del intestino grueso. Se estima que el riesgo que tiene una persona de desarrollar un cáncer colorrectal a lo largo de su vida es del 5%. Cuando decimos "una persona" nos referimos a la mayoría de las personas, diferenciándolas de algunas familias que, como veremos más adelante, tienen mayor riesgo de desarrollar estos tumores debido a ciertos componentes hereditarios (ver Misceláneas).

El cáncer colorrectal es la segunda causa de muerte por cáncer en las mujeres (después del cáncer de mama) y la tercera entre los hombres (después del cáncer de próstata y de pulmón). Los últimos datos del Ministerio de Salud estiman que en la Argentina se diagnostican cada año alrededor de 10.300 nuevos casos de cáncer colorrectal y que por su causa mueren aproximadamente 5.000 personas.

El cáncer colorrectal es una entidad a la cual los médicos le damos el nombre de "maligna" (tumor maligno) debido a que puede causar la muerte. Sin embargo, tal como iremos viendo a lo largo de este libro, su pronóstico es muy variable y, en muchos casos, hoy en día representa un problema de salud que no mata a las personas que lo tienen. Esto ocurre fundamentalmente por dos razones: la primera es que los tratamientos son muy buenos y la segunda está relacionada con que actualmente muchos tumores se diagnostican y tratan en forma precoz, debido al ofrecimiento de medidas de rastreo (ver más adelante: Detección precoz). En síntesis, es muy importante saber que actualmente muchas personas a quienes se les da el diagnóstico de cáncer colorrectal no van a morir a causa de la enfermedad.

SI BIEN EL CÁNCER COLORRECTAL ES UN TUMOR MALIGNO, DEBIDO A LAS ESTRATEGIAS DE DETECCIÓN PRECOZ Y A LOS TRATAMIENTOS ACTUALMENTE DISPONIBLES SU PRONÓSTICO ES MUY VARIABLE, Y EN MUCHOS CASOS, REPRESENTA UN PROBLEMA DE SALUD QUE NO MATA A LAS PERSONAS QUE LO TIENEN.

En cuanto a las causas del cáncer colorrectal, actualmente se sabe que el cáncer es un desorden genético, es decir, que los genes que regulan el nacimiento, el crecimiento, el funcionamiento y la muerte de las células se alteran llevándolas a un descontrol completo. Este desorden genético generalmente es azaroso, aunque también puede deberse a alteraciones que se adquieren por exposición al medio ambiente. Mucho más raramente, estas alteraciones se heredan de los padres. Independientemente de esto, existen ciertos factores predisponentes que los médicos llamamos **factores de riesgo.** Los más importantes en el caso del cáncer colorrectal son: la edad de la persona y sus antecedentes familiares.

Edad: el 90% de los casos de cáncer colorrectal se presenta después de los 50 años de edad.

Antecedentes familiares: las personas que tienen un familiar con cáncer colorrectal tienen más riesgo de desarrollar la enfermedad. El incremento de este riesgo se relaciona con la cantidad de miembros afectados, el grado de relación consanguínea (si el familiar es un hermano o un progenitor el riesgo es mayor que si se trata de un familiar lejano) y la edad a la que el familiar desarrolló la enfermedad (cuanto más joven, mayor es el riesgo). De este modo, por ejemplo, mientras que una persona cuyo hermano desarrolló un cáncer colorrectal luego de los 65 años tiene un incremento mínimo del riesgo, este aumenta entre dos y tres veces si ese hermano desarrolló la enfermedad antes de los 45 años. Un aspecto importante en relación con los antecedentes familiares es que salvo en situaciones especiales y menos frecuentes (ver Misceláneas), tener un familiar afectado aumenta el riesgo, pero eso no significa que dicho riesgo sea mucho mayor que el de la población general.

LOS FACTORES DE RIESGO MÁS IMPORTANTES PARA EL DESARROLLO DE CÁNCER COLORRECTAL CON LA EDAD Y LOS ANTECEDENTES FAMILIARES.

Otros factores de riesgo que se conocen son:

Pólipos adenomatosos: en la mayoría de los casos, el cáncer colorrectal se desarrolla a partir de un **pólipo.** El pólipo es una parte de la mucosa que crece como una sobreelevación sobre la superficie interna de un órgano del cuerpo, en este caso, el intestino grueso. Para poder hacernos una idea de qué es un pólipo es preciso que nos imaginemos la cara interna del tubo (del intestino) como una alfombra (el nombre médico es *mucosa*) y el pólipo como una montañita (o un grano) que crece en esa alfombra. De acuerdo a sus características, los médicos clasificamos a los pólipos del colon en hiperplásicos, adenomatosos o malignos. Los **pólipos hiperplásicos** son benignos y nunca se convierten en un cáncer colorrectal. Los **pólipos adenomatosos** también son benignos y, a lo largo del tiempo, la mayoría de ellos mantiene su tamaño o lo reduce; sin embargo, un pequeño porcentaje (5%) puede transformarse y convertirse en un cáncer colorrectal. El riesgo de transformación maligna es mayor en los pólipos adenomatosos grandes (mayores de 2 cm) y en aquellos que tienen algunas características histológicas (informadas en la biopsia). Igualmente, dicho riesgo es bastante bajo y la transformación es lenta, en un proceso que se desarrolla en un período de diez a quince años. Los **pólipos malignos** se llaman así porque en ellos las células son cancerosas y, por lo tanto, un pólipo maligno es un sinónimo de un cáncer colorrectal. En **resumen**: los pólipos colónicos son muy frecuentes (es muy común que las personas sanas tengan pólipos en el colon). La gran mayoría son hiperplásicos y nunca evolucionan hacia el cáncer, por lo cual no representan un factor de riesgo. Los pólipos malignos son poco frecuentes. Los pólipos adenomatosos son menos frecuentes que los hiperplásicos y, si bien la mayoría son benignos, algunos pueden evolucionar al cáncer colorrectal (por eso decimos que tener un pólipo adenomatoso implica un **ligero mayor riesgo** de desarrollar cáncer colorrectal).

Colitis ulcerosa: existe una enfermedad del intestino grueso llamada colitis ulcerosa. Las personas con esta enfermedad tienen inflamada y lastimada la mucosa del intestino grueso y suelen tener dolores abdominales, diarrea y sangrados intestinales recurrentes. La colitis ulcerosa puede afectar una parte, algunas partes o todo el intestino grueso (en este último caso se habla de pancolitis). Se ha observado que las personas que tienen **todo el intestino grueso afectado** por la colitis ulcerosa durante **mucho tiempo** (más de diez años) tienen más riesgo de desarrollar cáncer colorrectal.

Se han identificado otros factores de riesgo, como el sedentarismo, el consumo elevado de grasas saturadas y carnes rojas, la obesidad, el tabaquismo y el consumo de alcohol.

Hemos descripto los factores de riesgo para desarrollar cáncer colorrectal. Si bien es importante conocerlos, es preciso saber que tener mayor riesgo no implica enfermarse y que la mayoría de las personas que desarrollan cáncer colorrectal no tiene factores de riesgo específicos (independientemente, obvio, de la edad).

Manifestaciones clínicas del cáncer colorrectal

Las manifestaciones clínicas de una enfermedad son los síntomas o molestias que llevan a una persona a consultar al médico. Tal como explicaremos más adelante cuando hablemos de la detección precoz, el cáncer colorrectal no suele manifestarse clínicamente cuando comienza a desarrollarse (decimos que esos tumores son asintomáticos, o preclínicos) y suele transcurrir bastante tiempo hasta que ocasiona molestias que llevan a consultar a un médico (tumor sintomático o clínicamente manifiesto). Ahora bien, cuando el cáncer colorrectal de cualquier localización se manifiesta clínicamente; es decir, cuando aparecen signos y/o síntomas de la enfermedad, estos pueden ser: pérdida de peso, molestias abdominales, cambios del hábito evacuatorio, sangrado intestinal (presencia de sangre en la materia fecal) y pa-

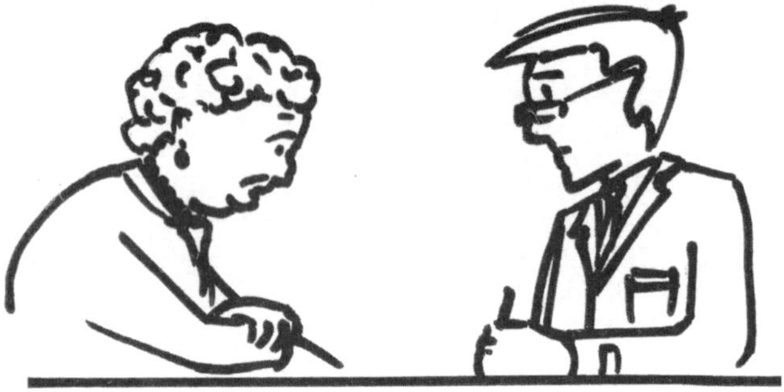

–HACE BASTANTE QUE ME PASA, PERO ME DABA VERGÜENZA HABLAR DEL TEMA.

lidez de la piel (debida a la anemia ocasionada por pequeños sangrados intestinales que no se ven a simple vista en la materia fecal). Los tumores alojados en el recto también pueden producir deseos frecuentes de defecar, sin lograrlo. Con respecto a los cambios del hábito evacuatorio, lo más común es que se produzca constipación (estreñimiento), es decir, retraso del curso del contenido intestinal y dificultad para ir de cuerpo, pero también puede manifestarse con diarrea o con un hábito cambiante (se pasa de la constipación a la diarrea en forma reiterada).

EL CÁNCER COLORRECTAL NO SUELE PRODUCIR SÍNTOMAS CUANDO COMIENZA A DESARRO-

LLARSE. CON EL TRANSCURSO DEL TIEMPO PUEDE MANIFESTARSE A TRAVÉS DE CAMBIOS DEL HÁBITO EVACUATORIO, SANGRADO INTESTINAL, PÉRDIDA DE PESO, MOLESTIAS ABDOMINALES Y/O ANEMIA.

Hay personas que han desarrollado un cáncer colorrectal y que no tienen ninguna molestia y, al realizarse un análisis de sangre por otra razón, el médico encuentra que tienen anemia y llega al diagnóstico a partir del estudio de esta anemia.

El diagnóstico del cáncer colorrectal

Cuando una persona mayor de 50 años presenta cualquiera de las manifestaciones clínicas mencionadas antes, el médico usualmente considerará la realización de ciertos estudios complementarios del intestino grueso para evaluar la posibilidad de que haya un tumor maligno. En los más jóvenes la indicación de realizar un estudio es menos perentoria y dependerá del juicio clínico. Es importante tener en cuenta que las manifestaciones clínicas a las que nos estamos refiriendo no son producidas exclusivamente por los tumores malignos colorrectales sino por entidades mucho más frecuentes, tales como las hemorroides (en el caso de los sangrados), el colon irritable (en el caso de las molestias, la diarrea y la constipación) y la constipación de causa idiopática (no debida a una causa definida). Cuando la causa del problema puede definirse mediante el interrogatorio y el examen físico (por ejemplo, cuando una persona joven consulta porque notó sangre junto con la materia fecal y el médico detecta hemorroides) puede no ser necesario solicitar estudios complementarios para evaluar el intestino grueso. Sin embargo, si esta misma situación ocurriera en una persona mayor de 50 años es probable que aunque el médico detecte una causa evidente del sagrado, por ejemplo, una fisura anal o una hemorroide, igualmente solicite un estudio del colon para asegurarse de que el sangrado no proviene de un tumor maligno.

Cuando una persona consulta por alguno de los síntomas descriptos, el médico realizará un **examen físico**, que suele incluir el registro de la presión arterial y de la frecuencia cardíaca, la observación de la piel (los sangrados crónicos pueden producir anemia y, en esos casos, la piel suele verse pálida), la palpación del abdomen (para evaluar si hay alguna anormalidad), la inspección de la zona anal (para ver si hay lesiones) y el tacto rectal (que permite identificar si hay alguna alteración en la parte final del intestino que no se haya notado a simple vista). Si la persona está en buen estado general y el grado de sospecha de cáncer colorrectal es significativo, el médico indicará la realización de diferentes **estudios complementarios** en forma ambulatoria. Todos ellos intentan mirar dentro del intestino para ver si hay lesiones.

En algunos casos puede suceder que el cáncer colorrectal crezca bastante, sin producir síntomas inicialmente, pero que finalmente obstruya total o parcialmente el intestino, lo que ocasiona una distensión y un intenso dolor abdominal que pueden acompañarse de fiebre, vómitos y un importante malestar general. En estos casos puede ocurrir que la persona se vea obligada a consultar en una guardia de un hospital y que el médico decida internarla para realizar estudios e iniciar, si es posible, el tratamiento apropiado.

Por último, es importante mencionar aquí que actualmente el diagnóstico del cáncer colorrectal también se realiza en personas que no tienen signos ni síntomas de la enfermedad y que aceptan participar de programas de rastreo (ver, más adelante, Detección precoz).

A continuación se describen los estudios complementarios más frecuentes que se indican para mirar el intestino con el objetivo de detectar el cáncer colorrectal.

Colonoscopía (también se la llama fibrocolonoscopía o videocolonoscopía): consiste en visualizar el interior del colon y el recto utilizando un instrumento llamado colonoscopio o endoscopio. Este aparato es un tubo flexible que tiene una pequeña cámara de video en su extremo y que se introduce por el ano, recorriendo todo el interior del intestino grueso. Permite detectar pólipos y otras lesiones de la mucosa, así como tomar biopsias. También pueden extraerse pólipos pequeños, hecho que representa una ventaja importante ya que no solamente se trata de un estudio diagnóstico (se extrae el pólipo hallado y se lo manda a analizar a anatomía patológica) sino que en el mismo acto puede extraerse el pólipo, completando el tratamiento. La principal desventaja de la colonoscopía está relacionada con su ***invasividad***. Esto quiere decir que es un estudio en el cual es preciso ***invadir*** el cuerpo, a diferencia de otros estudios, como las radiografías o los análisis de laboratorio. Más allá de esta apreciación, la colonoscopía es un estudio muy seguro y es muy raro que surjan complicaciones o efectos adversos, aunque como todo estudio invasivo, no está exento de riesgos, entre los que se cuentan el sangrado intestinal y la perforación del intestino. Otro problema (o más bien molestia) relacionado con la colonoscopía es la **preparación previa**, que es preciso realizar durante las 24 horas anteriores, con el objeto de efectuar una limpieza cuidadosa del colon (una purga) que suele resultar engorrosa e incómoda, pero que es imprescindible para que pueda lograrse una adecuada visualización de la mucosa. Cuando la persona toma el turno para realizar el estudio se le entregan las indicaciones para una preparación adecuada, que suele incluir el uso de laxantes y enemas, la ingesta abundante de líquidos y la suspensión de algunos alimentos y ciertos medicamentos como la aspirina o los anticoagulantes.

Actualmente la colonoscopía es un estudio no doloroso ya que se realiza con anestesia general, por lo cual suele ser muy bien tolerado. La anestesia es más superficial que la requerida para las cirugías y permite que la persona se recupere rápidamente y que el estudio se realice en forma ambulatoria. Debido a que la colonoscopía se realiza con anestesia, hoy en día la mayoría de las instituciones exigen que la persona se haga antes estudios prequirúrgicos (que suelen incluir análisis de sangre, electrocardiograma y una consulta médica).

La colonoscopía es realizada exclusivamente por el especialista (un médico gastroenterólogo o un cirujano colorrectal) y la mayoría de las veces se completa en menos de veinte minutos. Como se ha mencionado, para realizar este estudio es imprescindible que el interior del intestino esté limpio ya que si no lo está, la presencia de restos de materia fecal puede dificultar la correcta visualización de la mucosa, lo que determina que el estudio sea informado como "incompleto" y que sea necesario volver a realizarlo.

Radiografía de colon por enema con doble contraste (también conocida como "colon por enema"): este estudio permite la visualización indirecta, por tinción, de la superficie interna del intestino (mucosa). Mediante un tubito (catéter) se introducen por el ano: aire (para distender el colon) y material de contraste radiológico (bario) que recubre la parte interna del intestino y que permite tomar imágenes radiográficas contrastadas. Las ventajas de este estudio son las siguientes: no es invasivo, es muy seguro (la tasa de perforaciones es casi nula) y permite evaluar la totalidad de la mucosa del colon en casi todas las personas, así como detectar la mayoría de los cánceres colorrectales y los pólipos de tamaño significativo (mayores de 1 cm). Es un estudio molesto durante y después del procedimiento (debido a la distensión del colon). Al igual que con la colonoscopía, se requiere una preparación previa, pero la principal desventaja del colon por enema está relacionada con el hecho de que, al tratarse de un estudio indirecto, cuando se encuentra una lesión (por ejemplo, un pólipo, o un tumor más grande) es preciso realizar después una endoscopía para poder tomar biopsias o extraer los pólipos detectados. Otra desventaja es que algunas imágenes pueden simular pólipos o tumores sin serlo (es lo que los médicos llamamos "falsos positivos"). El uso del colon por enema está disminuyendo gradualmente debido a que está siendo reemplazado por la colonoscopía.

Colonoscopía virtual (o colonografía por tomografía computada): consiste en la adquisición de múltiples imágenes tomográficas de alta resolución que permiten obtener reconstrucciones tridimensionales de la mucosa colorrectal mediante la utilización de un programa informático. Para efectuarla es preciso introducir aire en el intestino a través de un tubito (catéter) anal para distenderlo y poder observar su interior con claridad, posibilitando la detección de tumores y pólipos mayores o iguales a 1 cm. Requiere una preparación previa para limpiar el interior del colon, similar a la colonoscopía. Sus ventajas consisten en que permite la visualización de la totalidad de la mucosa colónica y la detección de pólipos grandes con la misma calidad que la colonoscopía, pero no es un estudio ***invasivo***, no requiere el uso de anestesia y tiene muy bajo riesgo de perforación. Sin embargo, la distensión necesaria para observar el intestino puede resultar algo molesta y tiene la misma importante desventaja que el colon por enema: si aparece una lesión es preciso realizar una colonoscopía para tomar biopsia o extraerla. Un aspecto que diferencia a este estudio de los demás es que se obtienen imágenes de todo el abdomen y de la parte inferior del tórax, hecho que puede ser ventajoso cuando el médico quiere buscar lesiones en otros órganos, pero que, en la mayoría de los casos, lleva a cascadas diagnósticas innecesarias a partir de la detección de imágenes en otros órganos que no representan un riesgo para la vida, pero que muchas veces obligan a los médicos a indicar estudios largos y sin sentido.

Rectosigmoideoscopía: es una endoscopía que recorre la parte final del intestino grueso (colon sigmoideo y recto), es decir, la parte del intestino que está ubicada sobre el lado izquierdo del abdomen. De acuerdo al tipo de endoscopio utilizado es posible recorrer más o menos distancia intestinal (que se cuenta a partir del margen del ano). Puede realizarse con un endoscopio rígido (que alcanza a visualizar hasta los 25 cm desde el margen anal) o con uno flexible (que, por su mayor longitud, llega a recorrer los últimos 60 cm del colon). Las ventajas de utilizar este estudio son que está disponible en muchos centros de atención médica, que pueden tomarse biopsias y extraerse pólipos, que la preparación para realizarlo es más simple que con la colonoscopía, que no requiere anestesia y que el riesgo de que produzca una perforación intestinal es casi nulo. Sus desventajas son que suele ser molesto y en ocasiones doloroso y que, en el mejor de los casos, utilizando un endoscopio flexible solo es posible evaluar el tercio final del intestino grueso (no se llegan a ver los dos tercios iniciales), lo que determina que deba combinarse con otro estudio que evalúe toda la extensión del intestino grueso.

En resumen: actualmente el diagnóstico del cáncer colorrectal se realiza a partir de dos situaciones: 1) Una persona consulta al médico porque tiene manifestaciones clínicas de la enfermedad; 2) Una persona asintomática acepta la propuesta de realizar detección precoz del cáncer colorrectal (ver, más adelante, Detección precoz). En ambos casos, el estudio más utilizado por los médicos para evaluar la presencia de un tumor en el intestino grueso es la colonoscopía.

La evaluación de los pacientes con cáncer colorrectal confirmado

La colonoscopía y la biopsia representan las herramientas fundamentales para la evaluación del tumor. En ese sentido, el diagnóstico puede aparecer tras la biopsia de un pequeño pólipo que parecía benigno pero resultó ser maligno o bien ser evidente ya desde la visualización endoscópica. El endoscopista informa acerca del tamaño del tumor, sus características y su localización y el patólogo provee la biopsia (que informa acerca del tipo de células del tumor).

Tras la colonoscopía, una vez confirmada la presencia de un cáncer colorrectal (es importante esperar siempre el resultado de la biopsia) es preciso valorar el estado general del paciente, su riesgo quirúrgico y evaluar si el tumor se ha diseminado hacia otra parte del cuerpo (metástasis). Para ello, es habitual que el médico solicite los siguientes estudios: radiografía de tórax, ecografía de abdomen, tomografía computada de tórax, abdomen y pelvis y análisis de sangre, entre los cuales se incluye el dosaje del antígeno carcinoembrionario, un marcador tumoral que permite predecir la reaparición del tumor tras su extirpación quirúrgica. Es importante tener en cuenta que este marcador tumoral también puede elevarse en algunas personas que no tienen cáncer colorrectal sino que son fumadoras o padecen enfermedad intestinal inflamatoria, enfermedad pulmonar crónica u otros tumores malignos.

EL TRATAMIENTO

El tratamiento del cáncer colorrectal generalmente **implica una cirugía para resecar (cortar y sacar) el segmento de intestino afectado y los ganglios que puedan estar potencialmente afectados.** No obstante, hay algunos casos en los que, por ejemplo, se logra resecar en forma completa un pólipo maligno mediante la colonoscopía y después no es preciso hacer una cirugía. También hay otras situaciones en las cuales, en base a la localización del tumor y/o a su grado de extensión, se decide realizar otros tratamientos oncológicos (radioterapia y/o quimioterapia) antes de operar al paciente (excepcionalmente el tumor desaparece y puede evitarse o diferirse una cirugía). Los médicos que se dedican al tratamiento de las personas con cáncer colorrectal son los cirujanos especialistas en cirugía colorrectal, por un lado, y los oncólogos, por otro; igualmente, es recomendable que las personas que reciben tratamiento de esta enfermedad no pierdan el contacto con sus médicos de cabecera.

Actualmente el tratamiento del cáncer colorrectal es bastante eficaz y logra curar a muchas personas y a otras ayudarlas a prolongar su vida y a tener una mejor calidad de vida.

A continuación describiremos en qué consisten habitualmente la cirugía y los demás tratamientos que se utilizan para el cáncer colorrectal.

La cirugía

La cirugía, es decir, la realización de una operación para extraer la parte del intestino afectada por el tumor, es la única modalidad de tratamiento del cáncer colorrectal que permite su curación. A veces, cuando el tumor está muy extendido y es imposible llegar a la curación, también se utiliza la cirugía con fines paliativos, es decir para mejorar la calidad de vida de la persona afectada, evitando la oclusión del intestino o su perforación.

En la mayoría de los casos la cirugía puede realizarse en forma programada, lo que es mucho mejor ya que la persona llega adecuadamente preparada y también, de este modo, se cuenta con las mejores condiciones quirúrgicas posibles. Habitualmente el cirujano reseca (extirpa) el sector del intestino afectado por el tumor y después une (sutura) los extremos que quedan. Así, cuando la cirugía termina, el tubo (el intestino) puede seguir funcionando y la persona vuelve a evacuar normalmente, o casi normalmente, por el ano. Con los avances en las técnicas quirúrgicas de la actualidad, un importante número de pacientes puede operarse por vía laparoscópica (cirugía mínimamente invasiva que se asocia con una menor estadía hospitalaria y con una recuperación más rápida).

En casos excepcionales y en el contexto de una cirugía de urgencia, es posible que, debido al mal estado en el que está el intestino sea necesario realizar dos cirugías: en la primera el cirujano reseca la porción del intestino que contiene el tumor y une uno de los extremos libres del intestino a la superficie de la piel del abdomen. Esta unión se llama colostomía (comúnmente llamada "ano contra natura"). De este modo, la materia fecal se moviliza a través del intestino, sale por la colostomía y se acumula en una bolsa adherida al abdomen. Varias semanas después, pasada la urgencia y recuperado el estado general de la persona, se realiza la segunda cirugía en la que se intenta reconstruir el intestino, uniendo los dos extremos libres y quitando la colostomía. La decisión de realizar una colostomía o no la toma el cirujano en el mismo momento de la cirugía, según el estado en que se encuentra el intestino. En la actualidad este tipo de cirugía ya casi no se hace ya que lo habitual es que, siempre que sea posible, el cirujano reconstruya el intestino en una sola intervención y evite la colostomía. Cabe mencionar que hay casos (muy poco frecuentes) en los que el intestino no puede volver a unirse y la persona queda con una colostomía permanente.

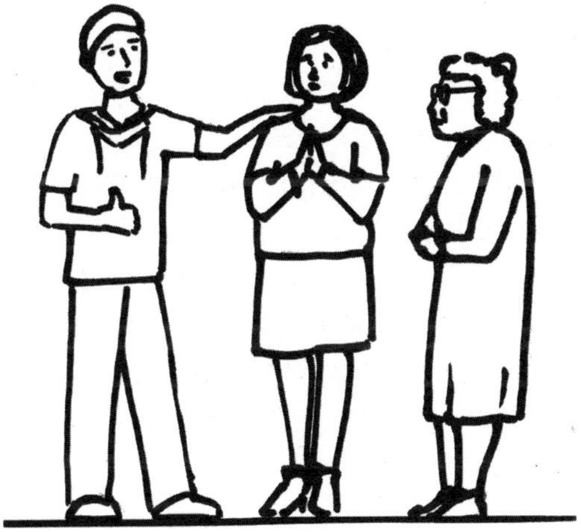

—La cirugía ha resultado muy bien y él está reponiéndose.

El tratamiento médico oncológico

Muchos tumores colorrectales se tratan exitosamente solamente con la cirugía. Sin embargo, de acuerdo al tipo y al grado de crecimiento del tumor, en algunos casos se agregan otros tratamientos, antes o después de la cirugía, básicamente: quimioterapia y/o radioterapia. Generalmente esta instancia terapéutica se conoce como ***tratamiento médico*** o ***tratamiento médico oncológico***, para diferenciarla del ***tratamiento quirúrgico*** y es llevada a cabo por el oncólogo, que es un médico especialista en tumores malignos.

El tratamiento médico oncológico se utiliza con diferentes objetivos. Un objetivo puede ser el de reducir el tamaño del tumor para luego facilitar su operación. En estos casos el tratamiento se denomina ***neoadyuvancia*** y puede consistir en quimioterapia, asociada o no a radioterapia.

En otros casos, el tratamiento médico oncológico se utiliza con fines paliativos, es decir, no con el objetivo de lograr la curación, sino con el de mejorar la calidad de vida y/o prolongar la vida en personas con tumores que son imposibles de operar o para evitar la necesidad de practicar una colostomía definitiva.

Este tipo de tratamiento también puede realizarse en algunas ocasiones para prevenir la aparición de nuevos tumores del mismo tipo (recurrencia) en personas a las que se les extirpó un tumor en forma quirúrgica y este tiene determinadas características que indican un mayor riesgo de recurrencia. Se lo denomina ***adyuvancia*** y se realiza solamente con quimioterapia (no con radioterapia) durante seis meses. Se lo considera como un tratamiento preventivo ya que el tumor fue removido en forma exitosa con la cirugía.

Actualmente los avances del tratamiento médico integrado por múltiples especialistas (tratamiento multidisciplinario) permiten que a personas con tumores avanzados (ya sea al momento del diagnóstico o durante la evolución de la enfermedad) se les pueda ofrecer diferentes instancias terapéuticas que combinan las diferentes alternativas existentes (quimioterapia, radioterapia y cirugía). Con estas combinaciones puede ayudarse a prolongar la vida e incluso puede lograrse la curación en un porcentaje importante de personas (ejemplo de esto son los tratamientos quirúrgicos y quimioterapéuticos realizados en personas con metástasis hepáticas, pulmonares y peritoneales que lograron la curación de la enfermedad).

Más allá de estas consideraciones, es importante aclarar que el tratamiento médico oncológico no puede indicarse en todas las personas sino solamente en aquellas que tienen un estado general y nutricional aceptable y que no tienen un deterioro importante de las funciones de los órganos vitales (tales como los riñones, el hígado y la médula ósea) ya que en estos casos el tratamiento puede ser perjudicial y/o menos eficaz.

A continuación describimos las características fundamentales de la quimioterapia y la radioterapia.

Quimioterapia

La quimioterapia es un tratamiento cuyo solo nombre suele asustar al que lo escucha, tanto por las implicancias relacionadas con la muerte como con aquellas relacionadas con su agresividad. Sin embargo, si bien, obviamente, el cáncer y su tratamiento aún siguen relacionados con la muerte, actualmente muchas personas realizan quimioterapia y no van a morirse por esa enfermedad sino a curarse gracias al tratamiento. Por otra parte, si bien los medicamentos utilizados tienen efectos tóxicos, estos suelen ser razonablemente bien tolerados.

El cáncer es una proliferación anormal de células y la quimioterapia consiste en el uso de ciertas drogas que actúan sobre todas las células del organismo que están en proliferación, sean cancerígenas o no. De allí provienen los efectos adversos, ya que estas drogas no pueden discriminar si una célula en proliferación está sana o enferma. Entre los efectos adversos más frecuentes de la quimioterapia se encuentran: náuseas, vómitos, diarrea, disminución de las defensas, aftas orales, enrojecimiento e hinchazón de las palmas de las manos y de las plantas de los pies, sensación de electricidad u hormigueo en las extremidades y cansancio, entre otros. Cada persona tolera este tipo de tratamientos de manera particular y si bien hemos enumerado varios efectos adversos esto no implica que la persona que realiza quimioterapia los presentará todos.

Existen otras drogas quimioterapéuticas denominadas anticuerpos monoclonales, que tienen un mecanismo de acción diferente a las drogas mencionadas antes y que actúan solamente sobre determinadas células. Algunos de estos anticuerpos monoclonales son útiles para tratar el cáncer colorrectal. Sus principales efectos adversos son: alergia, reacciones cutáneas, acné, sangrados e hipertensión arterial, entre otros. La decisión de qué tipo de drogas utilizar la toma el oncólogo, teniendo en cuenta el tipo de enfermedad y el estado del paciente.

Las diferentes drogas quimioterapéuticas pueden utilizarse solas o combinadas entre sí. Lo habitual es que se apliquen de forma endovenosa, aunque algunas pueden administrarse por vía oral. Las drogas endovenosas se aplican una vez por semana o cada dos semanas o durante una semana al mes. Estos tratamientos pueden hacerse en forma ambulatoria (la persona va al hospital, donde permanece algunas horas mientras recibe el tratamiento, y luego regresa a su casa) o mediante una internación de dos o tres días. Habitualmente se indican seis ciclos de tratamiento que duran alrededor de seis meses. Junto con la quimioterapia también se administran otros medicamentos para evitar o reducir los efectos adversos descriptos antes, tales como: protectores gástricos, medicamentos para reducir las náuseas y los vómitos, antidiarreicos y, cuando es necesario, remedios estimulantes de la formación de glóbulos blancos.

Durante el periodo en el que se realiza la quimioterapia la persona debe evitar los alimentos crudos y maximizar las medidas de higiene para evitar las infecciones. También es prudente evitar todo procedimiento invasivo, como tratamientos odontológicos, inyecciones, etc., excepto que estén autorizados por el médico.

El oncólogo y su equipo tratarán que la persona que realiza un tratamiento quimioterapéutico pueda llevar una vida lo más cercana posible a la normalidad. Para ello, es importante que el paciente sepa lo que le va a pasar y que participe de la mayor cantidad posible de decisiones. La tolerancia al tratamiento es distinta en cada persona y no todas las personas experimentan todos los efectos adversos. Cuando ocurren, lo habitual es que se produzcan dentro de la primera semana del tratamiento, sobre todo náuseas, vómitos, diarrea, aftas orales. En este período también puede producirse una disminución de las defensas ante las infecciones. Existen otros efectos como la neuropatía, que es la sensación de hormigueo o electricidad en las manos y los pies, que suelen ser acumulativos, es decir, que se hacen más pronunciados a medida que se reciben más aplicaciones de quimioterapia y que suelen desaparecer al tiempo de finalizar el tratamiento. En cuanto a la caída del cabello, no es de lo más frecuente en el tratamiento de esta enfermedad, sucede sólo con una de las drogas que se utilizan; se produce luego de los diez días de la aplicación, y luego de terminado el tratamiento, el pelo vuelve a crecer. A medida que va cumpliendo los ciclos de tratamiento la persona va aprendiendo las sensaciones y malestares que suelen aparecer. Ante cualquier síntoma que no esté dentro de los esperados, por ejemplo, fiebre, es aconsejable que la persona consulte (preferentemente en el centro médico donde está realizando el tratamiento) para definir si está ocurriendo alguna complicación. En estos casos, a veces es preciso hacer un examen físico completo y algunos estudios complementarios (análisis de sangre, radiografías, etc.) así como tratamientos de hidratación y/o antibióticos, e incluso internar preventivamente a la persona en el hospital.

Radioterapia

El tratamiento de radioterapia consiste en la aplicación de rayos en los tejidos comprometidos por la enfermedad, tratando de proteger al máximo los tejidos sanos que los rodean. Su administración, igual que la quimioterapia, produce la muerte de las células sobre las que actúa. Generalmente se indica en el caso del cáncer de recto, cuando no puede operarse porque es un tumor muy grande o está fijo a algún tejido o para evitar una colostomía permanente. En este último caso se realiza antes de la cirugía. También se puede hacer luego de la operación, cuando existen factores de riesgo de que el tumor vuelva a aparecer. Cada aplicación es muy rápida y es como si se estuviera tomando una radiografía. El tratamiento completo suele durar entre cinco y seis semanas. Se administra todos los días, de lunes a viernes. Habitualmente se combina junto con quimioterapia por vía endovenosa o por vía oral. Los efectos indeseables de la radioterapia se relacionan con el daño que este tratamiento puede ocasionarle a las áreas sanas irradiadas. Tal es el caso de la irritación de la vejiga, del ano y de los genitales cuando la radioterapia es utilizada en el tratamiento del cáncer de recto.

DETECCIÓN PRECOZ

Prevención

La prevención puede clasificarse básicamente en primaria y secundaria. Se denomina **prevención primaria** a aquella que tiene lugar antes de que se produzca la enfermedad, es decir, cuando la persona está sana, y se lleva a cabo mediante la implementación de diferentes medidas. La vacunación contra ciertas enfermedades es un ejemplo típico de prevención primaria. Con relación al cáncer colorrectal, hasta el momento no contamos con medidas comprobadas científicamente para realizar prevención primaria. Sin embargo, algunos autores opinan que la ingesta de fibras, verduras y frutas, tendría actividad protectora, así como el calcio en la dieta (quesos, yogures, leche) o en forma de suplementos, mientras que la obesidad, el exceso de carne y la ingesta de grasas de origen animal tendrían cierto rol favorecedor de la enfermedad. Otros autores opinan que la ingesta de aspirina en modestas cantidades (100 mg dos veces por semana) también tendría un papel protector.

La **prevención secundaria** comprende la detección (el diagnóstico) y el tratamiento en forma precoz de una enfermedad y se realiza cuando esta ya está presente. En este caso, el objetivo de la prevención no es que la enfermedad no aparezca, sino tratarla antes de que ocasione daños. Por ejemplo, la realización del papanicolaou (PAP) es una práctica de prevención secundaria que detecta la enfermedad (en este caso, el cáncer de cuello uterino o sus precursores) antes de que esta sea clínicamente evidente. En el caso del cáncer colorrectal, la prevención secundaria, es decir, la detección precoz, no solamente es posible y eficaz sino que ha demostrado científicamente disminuir la mortalidad a causa de la enfermedad. La estrategia que utilizamos los médicos para "salir a buscar" estas enfermedades cuyos daños pueden evitarse mediante la detección precoz (prevención secundaria) se denomina **rastreo** (en inglés se dice ***screening***). El rastreo del cáncer colorrectal es, por lo tanto, una estrategia preventiva basada en ofrecerle a una persona que se considera sana (porque no tiene ningún síntoma ni signo de la enfermedad), la realización de un estudio para detectar la enfermedad en una etapa temprana (precoz), con el fin de tratarla y, de este modo, posiblemente cambiar su pronóstico (disminuir el daño y la mortalidad que produce).

Para que la detección precoz (o la prevención secundaria, o el rastreo) de una enfermedad esté justificada deben cumplirse los siguientes criterios: a) que la enfermedad sea una causa relativamente habitual de daño para la salud y que sea detectable y tratable antes de que produzca síntomas, b) que haya métodos eficaces para diagnosticarla precozmente, c) que el tratamiento en forma precoz sea más eficaz que si se realiza cuando la enfermedad ya ha producido síntomas y d) que el daño potencial que pueda ocasionar la búsqueda y el tratamiento de la enfermedad (preocupación, realización de estudios diagnósticos, efectos adversos de esos estudios, etc.) sea menor que el daño que puede producir el diagnóstico y el tratamiento de esa enfermedad en forma habitual (no precoz). Estos criterios son muy importantes ya que el rastreo se realiza en personas sanas, que se sienten bien y que no tienen síntomas y, por lo tanto, el beneficio de buscarles y tratarles una enfermedad debe ser claro y contundente.

El **cáncer colorrectal cumple con los criterios** que los médicos tenemos en cuenta para justificar el **rastreo** de una enfermedad. Como ya dijimos, contamos con evidencia científica contundente que nos demuestra que el rastreo (la detección precoz) del cáncer colorrectal logra disminuir la mortalidad y la morbilidad a causa de esta enfermedad de las personas que aceptan participar de esta práctica preventiva.

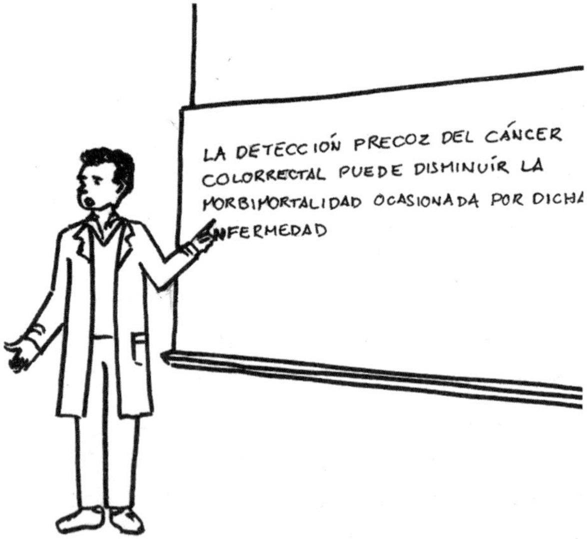

Métodos para realizar el rastreo del cáncer colorrectal

Actualmente existen diferentes métodos que se les pueden ofrecer a las personas asintomáticas que desean participar del rastreo del cáncer colorrectal. Los describimos a continuación.

Colonoscopía: es una excelente herramienta diagnóstica cuyas características ya hemos descripto. Cuando se utiliza para el rastreo del cáncer colorrectal debería **repetirse cada diez años** si el resultado del estudio ha sido **normal** (o "negativo", ver abajo). El hallazgo de un pólipo durante el rastreo obliga a removerlo y a enviarlo al servicio de anatomía patológica para estudiarlo y decidir cómo seguir (ver Misceláneas). El hallazgo de un tumor no resecable mediante la colonoscopía obliga a planificar una cirugía y/o un tratamiento médico oncológico. En muchas instituciones es común que cuando la persona pide turno para realizar una colonoscopía de rastreo tenga que esperar algunos meses; esto no representa ningún problema ya que se trata de un estudio preventivo.

Detección de sangre oculta en materia fecal (SOMF): esta estrategia se basa en el hecho de que el cáncer colorrectal incipiente puede provocar un sangrado intestinal que la persona no ve a simple vista en la materia fecal y que solamente puede detectarse mediante una prueba de laboratorio (de ahí el término "detección de sangre oculta"). El método consiste en lo siguiente: una vez que la persona acepta participar del rastreo, y elige hacerlo mediante SOMF, el médico escribe una orden que dice: "Detección de sangre oculta en materia fecal (tres muestras)" y le entrega a su paciente una hoja con las siguientes indicaciones: Durante los dos días previos a la recolección de la muestra, y hasta terminar la recolección: no debe ingerir aspirinas o antiinflamatorios, no debe tomar alcohol, no debe comer carne roja ni verduras de hoja verde, no debe cepillarse los dientes (puede hacerse buches con agua expulsando el agua después). A partir del tercer día debe **recolectar tres muestras de materia**

fecal, de tres defecaciones diferentes, y llevarlas al laboratorio con la orden del médico. Esta tarea no es agradable y es recomendable hacerlo en la casa y no en otro sitio. Debe juntarse una porción de materia fecal del tamaño de una nuez con una cucharita de plástico descartable y colocarla en un frasco de plástico estéril (se compran en la farmacia). Para evitar la visualización del contenido, y a la espera de la obtención de las siguientes dos muestras, se recomienda guardar ese frasco en un recipiente más grande (lo más cómodo es que sea un recipiente de telgopor con hielo) o en la heladera. Se debe proceder del mismo modo con las dos siguientes defecaciones (cada muestra se recoge en un frasco estéril diferente) y, una vez obtenidas las tres muestras, se llevan los tres frascos al laboratorio, donde se les realizarán pruebas biológicas (la más utilizada es la del guayaco) que interaccionan con la sangre. Si hay sangre en una, dos o las tres muestras, el informe indica que la SOMF es "positiva", mientras que si no hay sangre en ninguna de las tres muestras el informe del laboratorio indica que la SOMF es "negativa". En este último caso, se dice que el rastreo ha sido "negativo" (ya que no hay evidencia de que pueda haber un tumor) y la recolección **debe repetirse**

anualmente o cada dos años. Esto es importante ya que el rastreo con SOMF solamente es eficaz si se juntan tres muestras y si la recolección se repite todos los años o cada dos años. La SOMF positiva solamente indica que se ha detectado la presencia de sangre en la materia fecal. Es importante conocer esto ya que la mayoría de las SOMF positivas corresponden a sangre que no proviene de un tumor sino de las encías, de la boca, de ciertos alimentos ingeridos, del estómago o de hemorroides. Por lo tanto, **si la SOMF es positiva** debe realizarse una **colonoscopía** con el objeto de evaluar la mucosa del intestino grueso y averiguar si la sangre detectada corresponde a un cáncer colorrectal. Si con este estudio se detecta un tumor maligno puede decirse que el rastreo ha sido "positivo".

Cuando una persona decide hacer el rastreo con SOMF debe saber que si la prueba es positiva tendrá que completar la evaluación haciéndose una colonoscopía (si esta no estuviera disponible, debe realizarse un colon por enema con doble contraste y una rectosigmoideoscopía). Esto es importante ya que algunas personas que se hacen el análisis de materia fecal luego no quieren hacerse la colonoscopía cuando la SOMF da positiva, lo que determina que el rastreo haya sido en vano ya que ha quedado inconcluso. Otro punto a destacar en relación con la colonoscopía que se indica ante una SOMF positiva es que esta nunca debería ser tomada como una urgencia (muchas veces la espera para realizar este estudio excede los dos o tres meses) y que la persona (y el médico) deben comprender que se está haciendo prevención, que es una tarea muy diferente a la de diagnosticar y tratar a una persona que se siente mal y que necesita cuidados médicos perentorios.

Rectosigmoideoscopía: es una herramienta útil para el rastreo, cuyas características ya hemos descripto, pero que es escasamente utilizada en nuestro medio. Se recomienda realizarla cada cinco años y combinarla con una prueba de SOMF cada tres años.

Colonoscopía virtual (o colonografía por tomografía computada) y radiografía de colon por enema con doble contraste (o colon por enema): son herramientas diagnósticas cuyas características ya hemos descripto y que pueden utilizarse para el rastreo, pero ambas tienen el problema de que si aparece un pólipo o una lesión que genera dudas es preciso realizar una colonoscopía. Si son normales (rastreo negativo) deberían repetirse cada cinco años.

Pruebas de detección de ADN (información genética) con mutaciones asociadas al desarrollo del cáncer colorrectal **en la materia fecal**: estas pruebas buscan identificar modificaciones en la información genética de una persona que se asocian con la posibilidad de desarrollar cáncer colorrectal en el futuro. Su uso no está generalizado aún en la práctica clínica.

Recomendaciones para el rastreo

Quienes más se benefician con el rastreo del cáncer colorrectal son las personas **mayores de 50 años de edad**. Por lo tanto, es recomendable que el médico de cabecera (clínico, de familia, geriatra) charle de este tema con todos sus pacientes mayores de 50 años, sobre todo con aquellos que lo visitan para hacer un control de salud, les cuente las ventajas y desventajas del rastreo (ver más adelante) y les **describa** los diferentes métodos de detección que existen (ver antes) para que cada persona pueda elegir qué hacer, en base a sus creencias, temores y expectativas.

LAS PERSONAS QUE MÁS SE BENEFICIAN CON EL RASTREO DEL CÁNCER COLORRECTAL SON LAS PERSONAS MAYORES DE 50 AÑOS DE EDAD.

Esta forma de plantear los distintos pasos a seguir en medicina se denomina **decisiones compartidas** y se basa en que el médico pueda expresar su opinión y que el paciente pueda decidir, estando adecuadamente **informado** acerca de los pros y los contras, para que finalmente sea él quien toma la decisión de participar o no del rastreo.

Si la persona elige hacer el rastreo con una colonoscopía, este estudio debería repetirse cada diez años si ha sido normal, mientras que si la persona elige hacerlo con SOMF hay que repetir el estudio todos los años o cada dos años.

LO IDEAL ES QUE SEA CADA PERSONA, CONTANDO CON LA INFORMACIÓN ADECUADA, QUIEN TOME LA DECISIÓN DE REALIZAR O NO EL RASTREO DEL CÁNCER COLORRECTAL.

Es importante tener en cuenta que la recomendación del rastreo mencionada se refiere a las personas que no tienen síntomas compatibles con cáncer colorrectal (en ese caso ya no sería rastreo) ni antecedentes familiares de la enfermedad (ver más adelante).

No se sabe muy bien hasta qué edad vale la pena seguir haciendo el rastreo, pero la mayo-

-BUENO, YO YA LES DESCRIBÍ LO QUE SABEMOS ACERCA DE LA EFICACIA DEL RASTREO.

ría de los expertos no recomiendan implementarlo o continuarlo más allá de los 75 años y se manifiestan abiertamente en contra de su realización en las personas mayores de 85 años ya que en estas edades existe moderada certeza de que los beneficios no superan los riesgos que puedan surgir de la realización de los estudios complementarios y de los procedimientos quirúrgicos.

Debido a que, como vimos, las personas con **un familiar de primer grado** con cáncer colorrectal tienen un ligero aumento del riesgo de enfermarse en edades más tempranas, en ellos se justificaría comenzar el rastreo antes de los 50 años. En general, los expertos recomiendan hacerlo diez años antes de la edad del diagnóstico del familiar afectado, y se prefiere el uso de colonoscopía. En estos casos, la mayoría de los expertos recomienda realizar el estudio cada cinco años.

Cuando se detectan **más de dos personas de una misma familia** afectados por cáncer colorrectal **o un familiar diagnosticado antes de los 50 años de edad**, debe sospecharse una enfermedad hereditaria y recomendarse una consulta especializada.

Ventajas y desventajas del rastreo

La mayoría de las personas consideran que la medicina preventiva solamente tiene ventajas; sin embargo, esto no es del todo cierto. Tal vez debamos salirnos de la disyuntiva entre ventajas y desventajas y decir que la medicina preventiva es, en realidad, una tarea **sumamente compleja**. Esta complejidad está relacionada con el **alto grado de incertidumbre** que la rodea y con la **enorme diferencia de perspectivas personales** que se ponen en juego.

Para intentar describir estos aspectos mencionaremos algunos números en relación con la detección precoz del cáncer colorrectal. Hoy podemos decir que el rastreo de esta enfermedad reduce su mortalidad en aproximadamente un 20% a lo largo de diez años de seguimiento. Este porcentaje se denomina técnicamente *disminución del riesgo relativo* y es bastante difícil de explicarlo con un ejemplo de la vida real. Por lo tanto, para que sea más sencillo comprender numéricamente de qué estamos hablando diremos que, para evitar una muerte por cáncer colorrectal, es preciso que aproximadamente 1000 personas participen del rastreo durante diez años (el nombre técnico aquí es ***disminución del riesgo absoluto***). Si pensamos que uno de nosotros, o un ser querido (o uno de nuestros pacientes, en el caso de los médicos) va a ser esa vida que será salvada gracias al rastreo, participar seguramente representa una importante ventaja. El problema es que nadie sabe de antemano cuál es la vida que va a salvarse, y para ello es preciso que 999 personas hayan participado sin obtener un beneficio personal. Por lo tanto, si pensamos que uno de nosotros, o un ser querido (o uno de nuestros pacientes, en el caso de los médicos) va a ser una de las 999 personas que habrá participado del rastreo sin haber salvado su vida, las perspectivas individuales que definen la participación en un programa de rastreo varían enormemente. Esto es así porque participar de la detección precoz del cáncer colorrectal implica tomar la decisión de poner el cuerpo. La SOMF es un estudio no invasivo (no muy agradable) que tiene una elevada tasa de falsos positivos (sangre que aparece y no proviene de un tumor, que es lo que buscamos) y, además, quien acepta realizarla debe saber que si es positiva deberá realizar una colonoscopía, un estudio invasivo que para muchas personas es fácil de hacer, pero que muchas otras temen realizar o les representa una experiencia desagradable. Volviendo a los números, si esas 999 personas hicieron el rastreo con SOMF, 187 habrán tenido un resultado **falso positivo**, a 11 se les habrá **descubierto y extirpado un pólipo adenomatoso** en la colonoscopía, y a 4 se les habrá **descubierto y tratado un tumor maligno**. Hay, entonces, 15 personas (de las 1000 que participaron) a quienes el rastreo les encontró "algo potencialmente peligroso". De esas 15 sabemos que vamos a salvarle la vida a una. Esto determina que hay 14 personas (de 1000) que habrán recibido un diagnóstico relacionado de algún modo con el cáncer colorrectal y habrán sido tratadas en consecuencia y ninguna de ella se iba a morir por esa enfermedad (técnicamente, el número 14 se conoce como ***sobrediagnóstico***). Este último concepto es muy difícil de incorporar (tanto para los pacientes como para los médicos), pero es importante remarcar que, por un lado, **la mayoría de los pólipos adenomatosos no se con-**

vierten con el tiempo en tumores malignos (ver página 16) y que, por otro lado, **no todos los tumores malignos encontrados precozmente** progresan y desarrollan manifestaciones clínicas de la enfermedad. Pero tal vez el concepto más importante que queremos dejar en claro con todo esto es que **resulta imposible saber de antemano qué persona que participa del rastreo va a estar en cada uno de los grupos mencionados arriba.** Por eso decimos que la incertidumbre es muy elevada y la diferencia de perspectivas también, ya que, para una determinada persona, entregar la muestra de la SOMF o hacerse una colonoscopía, u operarse, con la posibilidad de ser la que se salva entre 1000, puede ser una excelente opción; mientras que para otra, el solo hecho de conocer bien los números y comprender que de 1000 personas que participan del rastreo se le va a evitar la muerte por cáncer colorrectal a una y que 202 personas [número que surge de sumar los falsos positivos (187), los pólipos adenomatosos (11) y los pólipos malignos (4) encontrados] habrán sido medicalizadas de algún modo, puede representar una opción no aceptable.

Como podemos ver, el rastreo, al detectar tumores malignos en forma precoz, coloca a muchas personas que se consideran sanas (ya que no tienen ni signos, ni síntomas) en el mundo de los enfermos. En el caso del ejemplo con las 1000 personas que aceptan participar del rastreo del cáncer colorrectal, aquellas a quienes se les descubre y extirpa un pólipo adenomato-

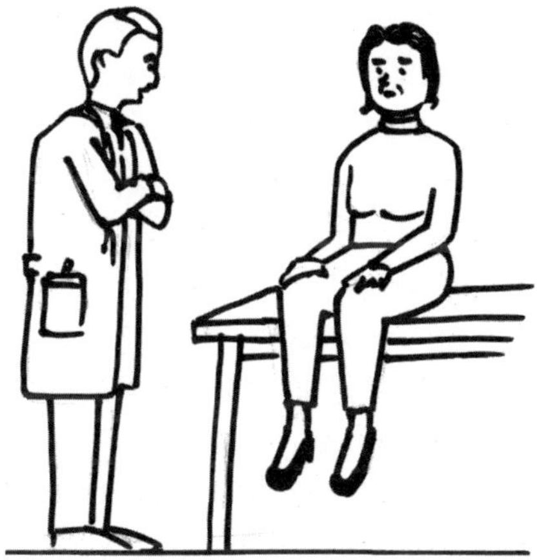

—¿QUÉ PASA SI NO PARTICIPO DEL RASTREO?
—PIERDE LA POSIBILIDAD (MUY BAJA) DE SALVAR SU VIDA Y EVITA LO ENGORROSO DE LOS ESTUDIOS, Y LA POSIBILIDAD (MÁS ALTA) DE TENER RESULTADOS FALSOS POSITIVOS O DE QUE SE LE ENCUENTRE ALGO QUE FINALMENTE NO LO IBA A MATAR.
—BUENO, DOCTOR, DÍGAME USTED QUÉ HAGO Y YO LE HAGO CASO.
—NO, ES USTED QUIEN TIENE QUE DECIDIRLO.

so en la colonoscopía (11) y aquellas a quienes se les descubre y trata un tumor maligno (4) son personas sanas que, de algún modo, *entraron en el mundo de los enfermos*. A estas personas podríamos denominarlas ***nuevos enfermos***, porque son individuos a quienes la medicina les ha dado un diagnóstico cuyas implicancias están cerca de la palabra *cáncer* pero que, en realidad, nunca se sintieron enfermos. En este sentido, es interesante pensar que los médicos todavía seguimos utilizando el mismo término (cáncer colorrectal) para referirnos a un pequeño pólipo maligno (que hemos encontrado y resecado con el colonoscopio en una persona asintomática que vino a vernos para hacer un control de salud) que a un tumor extenso (diagnosticado porque una persona consultó porque no podía evacuar los intestinos y que requirió cirugía y tratamiento médico oncológico). Tal vez deberíamos cambiar las palabras que utilizamos y denominar de otro modo a los pólipos adenomatosos y/o malignos que encontramos mediante la detección precoz. Una propuesta es llamarlos ***hallazgos preventivos de colon*** ya que, de este modo, evitaríamos que los *nuevos enfermos* sientan que corren peligro. Ya no hablaríamos con ellos de la palabra pólipo adenomatoso o maligno (ambas relacionadas con connotaciones de peligro para la vida) sino que podríamos decirles que hemos encontrado un ***hallazgo preventivo de colon***, un término que no está relacionado con el mundo de los enfermos sino con el de los sanos que es, a nuestro juicio, el mundo al cual pertenecen las personas a las que, habiendo participado del rastreo de una enfermedad, la medicina les ha encontrado "algo potencialmente peligroso".

Por último, es necesario saber que el rastreo disminuye el riesgo de morir por cáncer colorrectal pero, como toda medida de prevención secundaria, no lo elimina. Tanto en el caso del rastreo con SOMF o con colonoscopía existen tumores que no se detectan en estos estudios (falsos negativos) o tumores que crecen en el intervalo entre un estudio de rastreo.

Resumen

El rastreo del cáncer colorrectal está recomendado ya que se ha podido demostrar que **reduce la mortalidad por esta enfermedad**. Por lo tanto, creemos que **los médicos deberían ofrecérselo a sus pacientes mayores de 50 años** que consultan para hacer un control de salud. Básicamente, hay dos opciones para realizarlo: con **SOMF anual o bianual**, o con una **colonoscopía cada diez años**.

Conocer los números nos da una idea del impacto del rastreo. Si comparamos a un grupo de 1000 personas de 55 años, sin antecedentes familiares de cáncer colorrectal, que hacen rastreo con SOMF cada dos años (grupo A), con un grupo de 1000 personas de la misma edad, sin antecedentes familiares, que no hacen rastreo (grupo B), al cabo de 10 años 2 personas habrán muerto por cáncer colorrectal en el grupo A (recordar que el rastreo no es infalible) y 3 en el grupo B (recordar que se logra salvar una vida por cada 1000 personas que participan). Para salvar una vida entre 1000 personas (grupo A), 202 de ellas habrán sido medicalizadas de algún modo. Como toda medida preventiva recomendada a un adulto, el ofrecimiento debería acompañarse de una descripción de las implicancias de aceptar realizar el rastreo y de sus ventajas y desventajas. De este modo, el médico expresa su opinión, **el paciente recibe información y después toma su decisión en base a sus propias creencias, valores y temores (decisiones compartidas).**

EN EL CONSULTORIO

Alicia tiene 69 años. Vive sola. Enviudó hace 10 años. Tiene dos hijas con las que se lleva muy bien. Es sana y activa. Concurre a un taller de pintura todas las semanas y le gusta viajar por la Argentina. Tiene tres amigas con las que sale y ha organizado varios viajes. Pidió turno con su médico porque no se siente bien. En el último año ha venido notando dificultades para ir de cuerpo. Cuenta que habitualmente evacuaba todos los días sin problemas, pero ahora tiene muchas dificultades: va al baño cada cuatro o cinco días y lo hace con bastante esfuerzo y dolor. Al principio atribuyó el problema a un cambio de rutina: como estuvo con refacciones en su casa se mudó por tres meses a lo de una de sus hijas y pensó que el cambio de casa y de costumbres y el hecho de estar con sus nietos, su hija y su yerno le habían quitado intimidad. Después se fue de viaje durante un mes y el problema empeoró. Hace dos meses que está instalada en su casa nuevamente y vol-

vió a su rutina habitual. Esperaba que el problema se resolviera, pero sin embargo, persiste. Dice que está comiendo frutas, verduras y yogures con cereales todos los días y aun así debió recurrir a compotas y laxantes para lograr ir de cuerpo. Hace una semana se alarmó y decidió consultar porque le pareció notar restos de sangre en la materia fecal. Alicia no tiene antecedentes personales ni familiares de enfermedades intestinales. El médico la examina y no encuentra anormalidades. Le explica que por las características y persistencia de los síntomas sería conveniente hacer una colonoscopía para ver si hay alguna alteración en el intestino y le explica en qué consiste el estudio. Alicia duda, pero finalmente acepta hacerlo. Un mes después vuelve a ver al médico con el resultado de la colonoscopía, que informa la presencia de un tumor maligno en el colon. El médico le explica a Alicia que lo más recomendable es consultar con un cirujano y le indica una tomografía computada de tórax, abdomen y pelvis y análisis de sangre.

Un mes después de esta consulta, Alicia fue operada. Por los hallazgos intraoperatorios y porque tenía metástasis en el hígado se le indicó realizar quimioterapia. Alicia cumplió con los tratamientos y los controles y durante dos años estuvo bastante bien y activa. Luego fue deteriorándose lentamente y finalmente falleció tres años después de haberse hecho el diagnóstico de la enfermedad. Tal como hemos mencionado en este libro, el cáncer de colon es una enfermedad que puede matar. La secuencia de eventos que sufrió Alicia representan la forma habitual de presentación de la enfermedad, pero hay muchos pacientes que consultan en las mismas circunstancias de Alicia y el tratamiento quirúrgico (acompañado o no de tratamiento médico) es curativo. Sabemos que la mayoría de las personas que tienen cáncer avanzado y no se tratan fallecen, pero no sabemos qué hubiera pasado con Alicia si hubiera consultado apenas comenzó con sus síntomas, tal vez se curaba, o tal vez moría igual. Nosotros escribimos este libro para que los lectores conozcan algunas cosas y no le tengan miedo a la enfermedad.

Graciana tiene 76 años. Hace dos años consultó a su médico porque vio sangre mezclada con la materia fecal. Al principio le pareció que el sangrado se debió a un esfuerzo que hizo al evacuar, pero como siguió teniendo pequeños sangrados intermitentes finalmente consultó. El médico le propuso realizar una colonoscopía y se le diagnosticó un tumor maligno en el recto. Consultó con un cirujano y con un oncólogo y se le propuso una cirugía. El problema era que el tumor estaba muy cerca del ano y no se le podía asegurar que después de extirparlo no existiera la posibilidad de tener que hacer una colostomía (ano contra natura). Graciana dudó, pero finalmente decidió operarse. Cuando despertó de la anestesia el cirujano le explicó que había logrado resecar el tumor, pero que había tenido que hacer la colostomía (eso fue lo que más le costó aceptar a Graciana). Le dijo que si todo seguía bien, al cabo de tres meses podría volver a operarla para unir los extremos sanos del intestino y retirar la colostomía.

Durante los tres meses siguientes a la cirugía Graciana fue adaptándose a los cuidados que requería la colostomía (colocación de la bolsa, atención a su llenado, etc.). También visitó nuevamente al oncólogo quien, por la localización del tumor, recomendó complementar la cirugía con radioterapia, que realizó diariamente en el hospital durante 40 días. Lentamente fue retomando sus actividades habituales. A los tres meses se operó nuevamente y el cirujano le cerró la colostomía. Actualmente continúa con controles con su médico, el cirujano y el oncólogo cada seis meses.

Lidia tiene 60 años. Vive con su marido. Está jubilada, pero sigue trabajando como cocinera en el comedor de una escuela. Es sana y no toma medicación. Conoce a su médico desde hace varios años y lo ha visto en varias oportunidades para hacer controles de salud. Esta vez lo consulta porque en los últimos meses ha notado que se agita con facilidad y está más cansada que de costumbre. No ha notado otros síntomas. Se preocupó pensando que podía haber algún problema en su salud y por eso decidió tomar el turno. El médico la examina, no encuentra alteraciones significativas, pero decide solicitar un análisis para evaluar si Lidia está anémica. Lidia regresa a la semana y los análisis confirman la sospecha del médico: está anémica. Como la causa más frecuente de anemia en una mujer de la edad de Lidia es la pérdida oculta de sangre a través de la materia fecal, el médico decide estudiar el intestino y le recomienda a Lidia que realice una colonoscopía. Además, le indica que tome hierro en comprimidos para mejorar la anemia. Un mes y medio más tarde Lidia regresa con la colonoscopía que informa: "en el sector derecho del colon se observa una lesión que ocupa un tercio de la circunferencia del co-

lon". La biopsia de la lesión confirma que se trata de un tumor maligno de colon.

Veinte días después Lidia fue operada. Se le extrajo la porción del intestino que contenía el tumor y no hubo necesidad de realizar una colostomía. Después de cuatro días de internación se fue de alta del hospital sin dolor y realizando una dieta ligera. Fue evaluada por un oncólogo y se decidió que no era necesario proponer otro tratamiento. Durante cinco años continuó realizando controles médicos periódicos (al principio semestrales y luego anuales), con su médico de cabecera y con el cirujano. Finalmente se le dio el alta ya que se la consideró curada de la enfermedad.

Lo que le ocurrió a Lidia representa actualmente una de las situaciones más frecuentes. Hemos mencionado que el tratamiento quirúrgico, acompañado o no de tratamiento médico oncológico, puede ser curativo, y esta es una muy buena noticia.

Juan Carlos tiene 58 años. Es hipertenso y toma medicación para controlar la presión. Dejó de fumar cuando cumplió los 50 y hace caminatas todas las mañanas. Hace seis meses nació su primera nieta y se sentía tan bien que accedió a que su esposa le sacara un turno para un control de salud. "Quiero verla crecer", le dijo a su médica cuando la consultó, hace tres meses. Le comentó que había leído en el diario un artículo sobre la detección precoz del cáncer de colon y le dijo que quería prevenir lo más posible. La médica le describió las ventajas y las desventajas del rastreo y los dos métodos más utilizados: la sangre oculta en la materia fecal (SOMF) y la colonoscopía. Juan Carlos se decidió por la primera. Quince días después regresó a la consulta acompañado por su esposa. Ambos estaban muy preocupados porque una de las tres muestras había resultado positiva. La esposa de Juan Carlos estaba convencida de que su marido tenía algo malo. La médica los tranquilizó y les explicó que una prueba positiva no implicaba necesariamente que hubiera algo malo en el intestino, pero que era necesario realizar una colonoscopía para completar la evaluación.

Un mes después Juan Carlos regresó muy contento a ver a su médica: se había hecho la colonoscopía y el resultado fue completamente normal. Tal como mencionamos, la SOMF es un método de rastreo no invasivo, pero tiene dos desventajas: es incómodo y tiene una elevada tasa de resultados falsos positivos. Estos resultados pueden deberse a hemorroides, o bien al sangrado de las encías o a un alimento que no debería ingerirse en los días de la recolección de la muestra.

Ricardo tiene 52 años. Está casado, vive con su esposa y sus dos hijos adolescentes. Es sano y no ve a un médico desde los 30 años. Decide hacer un control de salud (un chequeo). El médico le hace preguntas, lo revisa y le pide unos análisis y una videocolonoscopía. Ricardo le pregunta por qué le pide ese estudio y el profesional le responde que para hacer prevención del cáncer de colon. Ricardo pide turno para el estudio, realiza la evaluación previa y la preparación, se hace la colonoscopía y le lleva el resultado a su médico. El informe dice: luego de evaluar todo el intestino grueso se detectaron dos pólipos de 0.5 cm que se extrajeron para analizar. La biopsia indica que un pólipo es hiperplásico y el otro adenomatoso, con displasia moderada. El médico le dice a Ricardo que el pólipo hiperplásico es normal, pero que el otro es una lesión "premaligna" y que por ende, debe hacer un control al cabo de tres años con otra videocolonoscopía ya que si bien este pólipo se extrajo completamente tiene mucho riesgo de desarrollar otros y tener cáncer de colon.

Esta es una viñeta bastante ~~habitual~~. El médico cumple su tarea e informa al paciente los resultados y los pasos a seguir (más adelante, en Misceláneas, veremos qué conducta se recomienda cuando se encuentra un pólipo adenomatoso en la colonoscopía de rastreo). Nosotros preferimos un modelo diferente de abordaje de estas consultas. Sabemos que el modelo que proponemos exige más del médico clínico o de familia ya que debe describir en cada consulta las ventajas y desventajas del rastreo para que sea el paciente, y no el médico, quien decida si hacerlo o no. Asimismo, nos parece que el término "lesión premaligna" no es del todo adecuado y que con su conducta está asustando al paciente sin sentido y colocándolo en el mundo de los enfermos (aquí tal vez podría utilizarse el término "hallazgo preventivo de colon"). Sin embargo, sabemos que en muchas ocasiones los médicos no tenemos tiempo de describir todos nuestros actos a los pacientes, y esto es un problema. Esperemos que este libro y otros materiales similares sirvan para que los pacientes puedan tomar decisiones lo más cercanas posibles a sus valores y temores.

Diego tiene 42 años. Es periodista. Está casado y tiene tres hijos pequeños. Consulta con su mujer a su médico porque su hermano, de 45 años, tuvo un sangrado intestinal y le acaban de diagnosticar un cáncer de colon. El cirujano que lo operó recomendó que toda la familia se estudie. Además de su hermano, Diego refiere que un tío paterno murió muy joven de un cáncer de intestino. El médico les dice que las personas que tienen familiares cercanos a quienes se les diagnosticó un cáncer colorrectal siendo jóvenes tienen más riesgo de desarrollar la enfermedad, pero que estos tumores pueden detectarse precozmente con una colonoscopía. El médico también les comenta que hay algunos estudios genéticos disponibles para evaluar a las familias que tienen varios miembros con cáncer colorrectal y que, si lo desea, puede consultar en un programa de cáncer hereditario y le explica de qué se trata. Diego se hace la colonoscopía, en la que se encuentran algunos pólipos adenomatosos, y le dice al médico que en este momento está sobrepasado por la enfermedad de su hermano y que prefiere hacer la consulta con un médico del programa de cáncer hereditario dentro de tres meses.

El tema de los antecedentes heredofamiliares de cáncer colorrectal es complejo. La mayoría de las personas que tienen un familiar directo que tuvo esta enfermedad no son como Diego ya que es bastante poco frecuente que el cáncer colorrectal se manifieste antes de los 50 años. En este caso, debido a que el hermano de Diego ha tenido un diagnóstico a los 45 años, la conducta del médico ha sido correcta ya que los programas de cáncer colorrectal hereditarios son de gran utilidad para estas personas (ver Misceláneas). Más allá de esta situación, es habitual que haya personas que han tenido un familiar directo (habitualmente su padre o su madre) que tuvieron cáncer colorrectal a los 70 años o más y que tengan la sensación de que tienen mucho riesgo de enfermarse. Esto no es así: el riesgo de esas personas es ligeramente mayor que el de la población general, pero no tienen un riesgo muy elevado de enfermarse.

MISCELÁNEAS

Manejo de los pólipos hallados por rastreo tras la colonoscopía

Es muy común que en una colonoscopía realizada por rastreo del cáncer colorrectal se encuentren pólipos. Habitualmente, el endoscopista extrae todos los pólipos que encuentra (o algunos, si hay muchos) y los envía a analizar a anatomía patológica, donde se procede a la biopsia, y después el paciente visita a su médico de cabecera (o al gastroenterólogo) que indicó el estudio, donde se le informa el resultado de la colonoscopía y de las eventuales biopsias.

Como mencionamos en el primer capítulo de este libro, la gran mayoría de los pólipos extirpados y enviados a analizar son **hiperplásicos** y pequeños (menores de 1 cm). Estos pólipos son benignos (no pueden malignizarse) y no requieren ninguna vigilancia particular. Es decir, si una persona se hace una colonoscopía de rastreo y le encuentran tres (dos, uno o diez) pólipos hiperplásicos pequeños, el médico le dirá que el estudio ha sido **normal** y que deberá **repetirlo al cabo de diez años**.

Alrededor del 10% de los pólipos extirpados y enviados a analizar son **adenomatosos**. Estos pólipos son técnicamente benignos, pero tienen cierto riesgo de malignizarse (por eso algunos médicos utilizan, erróneamente, el término "premalignos"). Por lo tanto, si bien el o los pólipos analizados han sido extirpados en forma completa, los médicos asumimos que haber encontrado un pólipo adenomatoso determina que esa persona tiene un ligero mayor riesgo de desarrollar un cáncer colorrectal que la población general y, por lo tanto, en vez de repetir la colonoscopía al cabo de diez años, le indicaremos que la repita al cabo de **tres o cinco años**, según las características del pólipo. Las personas a quienes se les encuentra un pólipo adenomatoso no están enfermas, pero algunas de ellas suelen sentirse enfermas si no se les explica bien que el control a los tres años o a los cinco años es simplemente eso, un control, y no un sello de enfermedad. Este grupo de personas forman parte de los ***nuevos***

enfermos, de quienes hablábamos antes, y tal vez una mejor opción para explicarles lo que ocurre sea decirles que se les ha encontrado un *hallazgo preventivo del colon.*

En un número muy pequeño de casos el pólipo extraído en la colonoscopía de rastreo es maligno (que es lo mismo que un cáncer colorrectal o un tumor maligno). Ante esta situación, el médico, en base al resultado de la biopsia, definirá si la extracción con el endoscopio ha sido suficiente (y, en este caso, repetirá la colonoscopía a los tres meses para asegurarse de que el tumor haya sido extirpado completamente) o bien indicará una cirugía (porque no se ha podido extraer el tumor en su totalidad). Estas personas son mucho menos numerosas que aquellas a las que se les ha encontrado un pólipo adenomatoso, pero también forman parte de los ***nuevos enfermos*** y tal vez también aquí sea adecuado describirles que lo que se encontró ha sido un ***hallazgo preventivo del colon*** ya que, en rigor, si bien tienen cáncer colorrectal, este está muy lejos de ser similar a aquel que se le encuentra a una persona con síntomas y/o signos de la enfermedad.

Cáncer hereditario

En algunas familias existe más de un miembro que ha recibido un diagnóstico de cáncer colorrectal. Cuando el parentesco entre ellos es lejano y la edad en la que se hace el diagnóstico está por encima de los 60 años en general se trata de una coincidencia o de una ligera predisposición que en realidad aumenta muy poco el riesgo de otros parientes de tener la enfermedad. Sin embargo, un grupo pequeño de tumores colorrectales (alrededor del 5%) tiene un fuerte componente hereditario, originado por una alteración en algunos de los genes que controlan el crecimiento y la muerte celular. En estos casos se habla de **cáncer hereditario**.

El cáncer hereditario se sospecha cuando ocurre en varias generaciones de una misma familia. En estos casos habitualmente aparece a edades más tempranas (antes de los 50 años) y suele asociarse con otros tumores. A través del estudio del árbol genealógico familiar se pueden detectar entidades, o ciertas condiciones de salud, que se relacionan con un mayor riesgo de desarrollar cáncer. Las más frecuentes son el síndrome de Lynch y la poliposis adenomatosa familiar.

El **síndrome de Lynch** es el cáncer hereditario más frecuente. Se caracteriza por el desarrollo de tumores en el colon (más de uno a la vez o en forma sucesiva) en personas jóvenes (antes de los 50 años) y se puede asociar con tumores de útero, ovario, mama, estómago y vías urinarias, entre otros. Esta predisposición a formar tumores está dada por la mala función de un gen debido a una mutación que se pasa de generación en generación. El diagnóstico se realiza estudiando los antecedentes familiares. Cuando hay tres personas cercanas (padres o hermanos) en dos generaciones sucesivas de una misma familia con cáncer colorrectal, y una de ellas tiene menos de 50 años de edad, puede considerarse la posibilidad de que se trate de un síndrome de Lynch. Sin embargo, existen muchas excepciones a esta forma de presentación por lo que es recomendable consultar con un centro especializado toda vez que en una familia haya más de dos personas afectadas por cáncer colorrectal o una persona afectada antes de los 50 años.

La **poliposis adenomatosa familiar** es otra forma de cáncer hereditario. La presentación más clásica es la aparición de cientos o miles de pólipos en el colon durante la adolescencia. Sin embargo, existen formas atenuadas, en las que el número de pólipos es menor y la afectación más tardía. Además del compromiso del colon, las personas con este problema pueden presentar pólipos en el estómago, en el duodeno y en el intestino delgado y manifestaciones en otras partes del cuerpo: la piel, los huesos, los ojos, la tiroides y el abdomen.

También existen otros síndromes hereditarios muy raros que predisponen al cáncer: 1) **Poliposis juvenil**: se caracteriza porque la persona tiene múltiples pólipos en el intestino delgado, el colon y el estómago. Usualmente cursa con síntomas como sangrado digestivo, diarrea y calambres abdominales; 2) **Síndrome de Peutz Jegher**: se producen pólipos gastrointestinales y manchas en la piel que aparecen en los labios o alrededor de los ojos y la nariz, y también rodeando al ano, las manos y los pies.

Las manchas usualmente se presentan en la infancia y en la adolescencia.

Si bien estas entidades son muy raras, la investigación de los genes de estas personas ha permitido avanzar en la comprensión de las causas del cáncer colorrectal. El descubrimiento más importante está relacionado con la mutación de los genes que causan el síndrome de Lynch y la poliposis adenomatosa familiar, lo que ha permitido comprender el mecanismo del desarrollo del cáncer en estas familias. La identificación de estos genes mediante la realización de análisis de sangre en los diferentes miembros de la familia permite saber si ellos han heredado o no la enfermedad. En los casos positivos, se realizan colonoscopías en forma temprana y periódica para detectar precozmente los pólipos y determinar conductas terapéuticas.

La implementación de este tipo de evaluaciones y planes de seguimiento solamente puede realizarse en el contexto de un asesoramiento genético. Este consiste en una o varias entrevistas en las que el médico estima el riesgo y explica las características de la enfermedad así como las ventajas y desventajas de realizar los estudios genéticos. El objetivo de este asesoramiento es proveer la información necesaria para que la persona/familia pueda tomar su propia decisión en relación a avanzar o no con los estudios genéticos. Este tipo de asesoramiento es provisto por un registro especializado, que es un grupo de profesionales de distintas especialidades que trabajan en conjunto para brindar un servicio integrado. El Programa de Cáncer Hereditario (Pro.Can.He.) es el Registro del Hospital Italiano de Buenos Aires focalizado en las formas hereditarias de cáncer. Existen varias ventajas de estar incluido en este tipo de programas: los pacientes y sus familiares reciben cartas, folletos y noticias relacionados con la enfermedad y pueden acceder a profesionales especializados en el tema para plantear sus dudas, inquietudes o preocupaciones. El Pro.Can. He ofrece asesoramiento y educación en relación con el riesgo de tener cáncer hereditario, al igual que recomendaciones de seguimiento basadas en la historia familiar.